Saucerotte

HISTOIRE

ABRÉGÉE

DE LA LITHOTOMIE.

1790.

HISTOIRE ABRÉGÉE

DE LA LITHOTOMIE,

Par M. SAUCEROTTE, *maître en chirurgie gradué, chirurgien ordinaire du feu roi de Pologne Stanislas Premier, associé de l'académie royale de chirurgie de Paris, l'un des chirurgiens-majors du corps; ci-devant de la Gendarmerie, et actuellement des Carabiniers, etc. ; lithotomiste pensionné pour la Lorraine et le Barrois.*

LA taille est de toutes les opérations de la chirurgie, celle qui a éprouvé le plus de variations. On ignore comment elle se faisoit du temps d'Hippocrate, qui avoit juré et fait jurer à ses élèves de ne jamais la pratiquer, par la raison sans doute qu'il regardoit les plaies de la vessie comme mortelles, ou parce que, la méthode étant la même que du temps de Celse, les jeunes et petits sujets pouvoient seuls être taillés, et encore dans des circonstances favorables ; la chirurgie étant sans ressource pour les grands, à moins que la pierre ne fût engagée dans le canal de l'urètre.

Ammonius et Megès furent les seuls

lithotomistes connus depuis Hippocrate jusqu'à Celse, qui est le premier duquel nous ayons une description exacte de cette opération, mise en usage depuis par Paul d'Egine, Albucasis et plusieurs autres, et tombée ensuite dans la barbarie jusqu'au quatorzième siècle, que Guy de Chauliac la tira de l'obscurité, en la publiant telle qu'elle est dans Celse.

Au quinzième siècle, Germain Colot imagina, dit-on, une méthode nouvelle, que l'on croit être celle du grand appareil, et qu'il tenta avec succès sur un calculeux condamné à la mort pour ses crimes, et à qui Louis XI n'accorda grâce qu'à condition qu'il se feroit tailler.

Ce ne fut qu'au seizième siècle que Jean des Romains, lithotomiste italien, rechercha la vraie route que l'on pouvoit ouvrir à la pierre pour tous les âges, et mérita le nom d'inventeur de la méthode du grand appareil, dont Marianus Sanctus, son élève, donna la description dans un petit traité, intitulé : *Libellus aureus de lapide è vessicâ extrahendo ;* d'où vient qu'on la nomme la méthode de Marianus.

Marianus Sanctus instruisit Octavian de Ville, chirurgien romain ; celui-ci se lia d'une amitié étroite avec Laurent Colot, qui devint en France le seul opérateur par la méthode du grand appareil. Cette opération resta à peu près héréditaire dans cette famille jusqu'à François Colot, qui nous a laissé un traité de l'opération de la taille, imprimé à Paris en 1727. Philippe Colot, petit-fils de Laurent Colot, ne voulant pas laisser perdre le secret de ses ancêtres, étant d'ailleurs surchargé de sujets à opérer, crut devoir faire des élèves : en conséquence, il instruisit Restitut Gyrault et Séverin Pineau, tous deux fameux chirurgiens de Paris. Le dernier a donné un petit traité de l'opération de la taille, mieux développée que dans l'ouvrage de Marianus. La lithotomie, en France, a dû aussi une partie de ses progrès à Covillard, à Thévenin et à Tolet. Je ne parle pas ici des auteurs modernes, parce qu'ils seront cités dans les articles où je donnerai la description des méthodes dont ils sont les inventeurs.

Petit appareil, ou méthode de Celse.

Un homme ou deux, selon le besoin, tenoient l'enfant à demi renversé, ses épaules appuyées contre leur poitrine ; ses cuisses écartées et fléchies vers le ventre, ses talons assujettis contre les fesses, et ses mains appliquées sur les jarrets. Ensuite l'opérateur introduisoit doucement dans le rectum l'index et le médius de la main gauche huilés, et dont les ongles étoient rognés, tandis qu'il appliquoit mollement la main droite sur la région hypogastrique. Les deux doigts introduits dans le rectum, cherchoient la pierre vers le col de la vessie; et si elle n'y étoit pas, ils alloient gagner le fond de ce viscère, pour ramener le calcul dans son col: alors on faisoit une incision en forme de croissant, qui parvenoit jusqu'à ce col, qu'on ouvroit par une seconde section faite sur la pierre; et s'il y avoit de la difficulté à la faire sortir avec les doigts, on employoit un crochet applati et mousse, poli en dessus, et rempli d'inégalités en dessous, pour mieux saisir le calcul.

On ne pratique plus le petit appareil que quand une pierre est engagée dans le canal de l'urètre; dans les autres circonstances, on l'a abandonné totalement, à cause des inconvéniens qui y sont attachés: 1°. Il est difficile de couper sur une pierre, lorsqu'elle est petite et glissante, ou quand elle est très-inégale, parce qu'alors les parties molles soumises à l'instrument, sont plutôt hachées que simplement divisées; de là, les hémorragies et les maladies consécutives de la prostate, du col de la vessie, et de ce qui les environne: 2°. si la pierre se présente longitudinalement, et que la section réponde à sa figure, ne sera-t-elle pas trop grande? si au contraire le calcul est angulaire et conique, et que ce soit une des pointes qui se présente en avant, la division que l'on fera dessus suffira-t-elle ? 3°. le fond de la vessie étant amené vers son col, ainsi que le rectum, on a vu les ouvrir tous deux : 4°. l'opérateur souffre beaucoup des doigts, par la contrainte et le serrement qu'il éprouve, et par la pression qu'il exerce; quelquefois même il peut se blesser : 5°. enfin, le calcul échappe souvent d'entre les doigts, ou de dessous le tranchant de l'instrument, ou même de dessous le crochet.

Voilà la méthode de Celse avec ses défauts; mais j'y reviendrai dans la suite, pour démontrer ses avantages lorsqu'elle est dirigée par le cathéter.

Grand appareil, ou méthode de Marianus.

Le sujet étant mis en situation sur une table, ou sur un banc à dossier, les cuisses, les jambes et les mains contenues, comme dans le petit appareil, par des hommes robustes, et par des lacs, l'opérateur introduisoit dans la vessie un cathéter à long bec; il faisoit relever les bourses par un aide posté en arrière et à droite, qui tendoit la peau du périnée avec ses deux index, l'un appliqué sur le raphé, et l'autre au côté gauche, le long de l'ischion; ensuite l'opérateur inclinoit le manche de la sonde vers l'aine droite du malade, et en faisoit tomber la courbure entre les deux doigts de l'aide; puis il faisoit une incision en long, qui commençoit au-dessous des bourses, et finissoit vers l'anus, sans trop en approcher, de peur de blesser les vaisseaux hémorroïdaux; après quoi il remontoit son lithotome dans la cannelure jusqu'au haut de l'incision, pour introduire quelques-uns des instrumens dont je parlerai plus loin.

Les nouvelles connoissances que la chirurgie a acquises, ont fait abandonner le grand appareil, avec d'autant plus de raison, que dans cette méthode on incisoit seulement le canal de l'urètre, le reste de l'opération s'exécutant au moyen de dilatations que l'on exerçoit avec divers instrumens (*a*), sur le bulbe et sur la partie membraneuse de l'urètre, sur le col de la vessie et sur son orifice; qu'ensuite on tiroit la pierre avec violence par une voie étroite et tortueuse, et par l'angle le plus rétréci des branches des os pubis. Alors ces douloureuses et dures manœuvres, causoient des divulsions et des contusions, d'abord aux parties que je viens de citer, puis aux prostates, aux vaisseaux environnans, aux muscles transverses, au tissu cellulaire qui unit la vessie avec les parties

______

(*a*) Tels que les conducteurs mâle et femelle, les différentes espèces de dilatatoires, le doigt index introduit avec force sur le gorgeret, et les tenettes, dont on écartoit les mords l'un de l'autre après leur introduction.

circonvoisines, aux vésicules séminales
même; d'où résultoient l'inflammation, la
suppuration, la gangrène, l'incontinence
d'urine, les fistules, et même l'impuissance
chez quelques-uns, soit par la lésion des
vésicules séminales, soit par les cicatrices,
les brides ou le retrécissement du canal
de l'urètre. Ajoutons que, pour l'opération, on plaçoit le sujet dans une situation inclinée, dont je démontrerai les inconvéniens plus loin.

Haut appareil, ou taille hypogastrique.

VERS le milieu du seizième siècle,
Franco, chirurgien provençal, inventa le
haut appareil, ou taille hypogastrique.
N'ayant pu, selon ses termes, mener bas
une pierre avec ses doigts dans le fonde-
ment d'un enfant de deux ans, parce qu'elle
étoit de la grosseur d'un œuf de poule,
ou à peu près, il ne fit point la section
au périnée par la méthode de Celse, mais
il imagina d'inciser le fond de la vessie,
à la partie inférieure du bas ventre, im-
médiatement au-dessus de la symphise du
pubis. Quoique sa tentative lui ait réussi,
il ne conseille cependant pas l'usage de
cette méthode, à cause, dit-il, des accidens qui peuvent survenir, et auxquels son
sujet fut en proie.

A la fin du même siècle, Rousset,

médecin françois, publia un traité de l'o-
pération césarienne, dans lequel il se dé-
clare partisan de la taille au haut appareil :
on ne sait pas trop sur quoi fondé, car il
ne l'avoit jamais pratiquée ni vu pratiquer.

C'est Douglass, lithotomiste écossois,
qui, plus de cent soixante ans après Franco,
nous a donné la vraie manière de tailler
au haut appareil ; car le chirurgien provençal ne fit à son enfant de deux ans, que
la taille hypogastrique au petit appareil,
puisqu'il incisa sur la pierre même, qu'il
soulevoit avec deux doigts introduits dans
l'anus, tandis qu'un aide la tenoit assujettie
à l'hypogastre, en la comprimant.

Pour rendre la vessie plus saillante à la
région hypogastrique, et par conséquent
pour faciliter l'opération de la taille au
haut appareil, on fait retenir l'urine dans
la capacité du viscère, par le secours d'un
constricteur appliqué sur la verge ; ou l'on
injecte doucement de l'eau tiède dans cette
cavité, par le moyen d'une algalie : après
quoi l'on fait une incision longitudinale
sur le trajet de la ligne blanche, par laquelle on ne coupe d'abord que la peau
et la graisse ; ensuite on divise la ligne
blanche par une autre section ; alors, le
fond de la vessie étant à nu, on y plonge
un bistouri, dont le tranchant regarde la
symphise du pubis ; on insinue aussitôt le

doigt dans la divisi... , pour soutenir la vessie vers le haut, et, s'il est nécessaire, on prolonge l'incision vers le col du viscère, c'est-à-dire, sous la voute osseuse; ensuite on va chercher la pierre avec les tenettes convenables.

Après Douglass, plusieurs lithotomistes distingués, tels que Chéselden, Paul Margill, Tornhill, Heister, Midleton, Bamber, Prœbichius, Pibrac, Berrier, Morand et le frère Côme, ont taillé avec succès par le haut appareil; quoiqu'on puisse reprocher à cette méthode d'être sujette à plusieurs inconvéniens. Par exemple, toutes les vessies ne sont pas susceptibles de dilatation; il y en a de racornies et de malades: dans le premier cas, elles ne peuvent souffrir d'extension; dans le second, elles sont grandement irritées par la liqueur que l'on y introduit. 2°. Les petits calculs ne peuvent être facilement saisis. 3°. Il ne seroit pas possible de pénétrer dans la vessie chez les personnes très-grasses. 4°. Si la pierre est friable, par quel moyen en retirera-t-on les fragmens? 5°. Si le viscère est ulcéré, on y portera bien des injections, mais comment en sortiront-elles? Avouons cependant que dans les circonstances d'une vessie très-ample et point trop irritable, et de l'existence d'une grosse pierre, on pourroit tenter avec fruit l'opération de la taille par le haut appareil. Il faut ajouter le cas d'impossibilité d'introduire un cathéter, à cause de quelque maladie du conduit des urines.

Taille au haut appareil du frère Côme.

Il pratiquoit une incision au périnée, par le moyen de laquelle il introduisoit une sonde cannelée dans la vessie; puis il faisoit glisser sur celle-ci sa sonde à flèche; il incisoit ensuite l'hypogastre avec un bistouri droit; après quoi il plongeoit son trocart-bistouri le long de la symphise du pubis, intérieurement, en écartant la lame de la gaîne par le talon, pour diviser la ligne blanche : section qui s'achevoit par le secours d'un bistouri lenticulé. Un aide, qui tenoit la sonde à flèche dans la cavité de la vessie, en faisoit parvenir l'extrémité au-dessus du pubis; et, poussant le talon de cette sonde, sa pointe perçoit la vessie de dedans en dehors. Alors l'opérateur portoit un bistouri courbe sur la cannelure de la flèche, pour fendre la vessie vers le bas; puis il procédoit à l'extraction de la pierre : enfin, il introduisoit une canule droite par l'ouverture du périnée chez les hommes, et par l'urètre chez les femmes.

Cette méthode étant une combinaison de celle à l'hypogastre avec celle au pé-

rinée, je laisse aux praticiens à estimer
quels peuvent en être les avantages et les
inconvéniens ; d'autant mieux que je ne
l'ai pas vu pratiquer, et que je n'en ai
conféré avec aucune personne de l'art,
qui ait pu me donner des renseignemens
à ce sujet.

Grand appareil latéralisé, et quelquefois prétendu latéralisé.

PLUSIEURS praticiens avoient cru que
la méthode du haut appareil suppléeroit à
celle du grand, si défectueuse en elle-
même ; mais, trompés dans leur espérance,
ils cherchèrent à perfectionner la taille de
Marianus, en la latéralisant : et observons
que les premières lueurs de cette correction paroissent dans les écrits d'Arrétée,
de Guillaume de Salicet, de Franco, d'An-
dré de la Croix, de Riolan, de Fabrice de
Hilden, de Thévenin et de Grœnvelt.
Pour parvenir à leur but, ils abandonnè-
rent d'abord le lithotome de Colot, qui
étoit rond et mousse, parce que cet opérateur se contentoit de diviser l'urètre,
parallèlement à la peau ; et, comme l'intention de ces réformateurs étoit de donner
ce qu'on nommoit le coup de maître, c'est-
à-dire, de prolonger l'incision de l'urètre
vers le col de la vessie, on substitua au
lithotome de Colot, celui dont la lame

étoit figurée en langue de carpe. Mais dès qu'on s'aperçut que la largeur de cette pointe ne permettoit pas de porter l'incision assez loin pour diviser le bulbe de l'urètre sans léser le rectum, on diminua encore cette pointe, et on fit construire la lame à l'instar de celle d'une lancette à grain d'orge ; on rendit même un de ses côtés concave, pour qu'il s'adaptât à la convexité du cathéter. Enfin, d'autres imaginèrent des coutelets, dont les lames, configurées de différentes manières, avoient très-peu de largeur ; mais toutes ces corrections ont diminué de peu les inconvéniens de la taille de Marianus. J'ai été à même de l'observer pendant vingt ans, que le lithotomiste en chef que j'ai remplacé, s'obstinoit à opérer par la méthode du grand appareil, latéralisé selon lui ; méthode qu'avoit apportée, en 1732, Rivard, chirurgien interne de l'hôtel-dieu de Paris. Outre tous les accidens auxquels la méthode de Colot donnoit lieu, j'ai vu souvent ouvrir le rectum, et je l'ai même ouvert. Enfin, la routine et le peu de connoissance faisoient commencer l'incision si haut, que j'ai eu quelquefois le désagrément de voir, ainsi que plusieurs autres spectateurs qui n'étoient pas de l'art, le testicule gauche sortir du scrotum.

Voici, sans doute, un cas particulier et

rare pour lequel cette méthode étoit suffisante.

Première observation.

Au mois de mai 1773, le nommé Jean Noël, âgé de 23 ans, du village de Saint-Maurice, juridiction de Lunéville, fit une chûte, étant chargé d'un sac de blé; ce qui lui causa un pissement de sang, auquel succéda une difficulté d'uriner, que ce jeune homme crut vaincre, en s'insinuant par la verge dans la vessie, un fragment de tube de baromètre, long de quatre pouces neuf lignes et demi, sur trois lignes et demie de diamètre. Comme il avoit ouï parler de sondes et de canules, il s'imagina que ce morceau de tube de verre pourroit lui en tenir lieu; et que la première de ses extrémités, introduite, étant portée au-delà du sphincter de la vessie, l'écoulement des urines se feroit facilement, et sans les douleurs qu'il éprouvoit lorsqu'elles franchissoient cet obstacle. En conséquence, il poussa le corps étranger jusqu'à ce qu'il vit couler l'urine; de manière que l'extrémité antérieure ne débordoit plus l'ouverture du gland, mais au contraire étoit cachée dans l'urètre : ce qui ne l'inquiétoit pas, parce qu'il croyoit qu'en se couchant sur le ventre, et laissant pendre la verge, cette espèce de sonde en sortiroit par son propre poids. Mais il

s'aperçut bientôt qu'il s'étoit trompé dans
sa spéculation : car au lieu de se débar-
rasser du corps introduit, il l'enfonça au
contraire de plus en plus par ses différentes tentatives; de sorte que l'extrémité
postérieure, plongeant davantage dans la
vessie, l'antérieure descendit jusqu'à la
racine de la verge. A la vérité ce fragment
de tube a servi de conducteur aux urines,
et le malade a supporté les incommodités
qu'a pu lui causer un corps aussi long, et
d'un calibre aussi considérable, depuis les
premiers jours de juin jusqu'au 9 septembre,
que M. Beaulieu, alors lithotomiste en
chef, lui en fit l'extraction; et la plaie fut
cicatrisée le 18.

Il s'étoit déjà formé une concrétion calculeuse assez considérable, qui embrassoit
exactement les deux tiers du cylindre,
vers son extrémité, logée dans la vessie;
et en remontant vers le haut, il y avoit
des incrustations dans la partie interne,
qui, acquérant de jour en jour plus d'é-
paisseur, auroient bientôt interdit passage
à l'urine.

Appareil latéral.

Les méthodes de l'appareil latéral consis-
tent à faire une incision au corps même de
la vessie, sans intéresser son col ni son orifice. On dirige, en conséquence, la section

vers la tubérosité de l'ischion gauche , entre
les muscles érecteur et accélérateur , et l'on
parvient dans la cavité de la vessie , entre
l'orifice de cet organe et l'uretère gauche.
Il n'y a de vraies méthodes latérales que
celles de Foubert et de Thomas.

Méthode de Foubert.

IL employoit un trocart, long d'environ cinq pouces, sur lequel il y a une
rainure pratiquée, jusqu'à un demi travers
de doigt de la pointe. Ce trocart est
renfermé dans une canule, qui a une pa-
reille rainure. Le second instrument est
un lithotome, dont la lame, longue de
quatre pouces et demi, n'a qu'un seul tranchant à pointe mousse. Cette lame est
montée sur un manche, qui, au lieu d'être
droit, comme celui d'un couteau de table,
est un peu incliné du côté du tranchant.
Il laissoit remplir la vessie d'urine, le
jour de l'opération, en appliquant un
constricteur sur la verge; puis il introduisoit le doigt dans l'anus, pour juger si la
vessie bomboit assez de ce côté. Il plaçoit ensuite son sujet dans la position convenable. Un aide comprimoit mollement
d'une main l'hypogastre avec un coussinet,
pour que la vessie fût plus proéminente
au périnée, et de l'autre main il relevoit
les bourses. L'opérateur insinuoit son doigt

index gauche dans le rectum, pour l'écarter vers la fesse droite; il plongeoit ensuite son trocart à deux ou trois lignes de la tubérosité de l'ischion, environ à un pouce à côté de l'anus. Il s'apercevoit qu'il étoit dans la vessie, lorsqu'il s'écouloit un peu d'urine entre le poinçon et la canule, par la rainure pratiquée dans le premier, qu'il retiroit: et, quand pour la section, il sentoit que la pointe de son lithotome étoit arrêtée par l'extrémité de la rainure de la canule, alors il fendoit la vessie de bas en haut par une incision d'environ quinze lignes; et en retirant l'instrument à lui, il coupoit les muscles, le tissu cellulaire, et les tégumens par une section parallèle à celle de la vessie. Il introduisoit enfin le gorgeret, puis les tenettes.

Méthode de Thomas.

Ce praticien voulut perfectionner la méthode de Foubert, en faisant, contrairement à celui-ci, son incision de haut en bas. Par ce moyen, il pénétroit plus surement dans la vessie; et la section de celle-ci, ainsi que des parties externes, étant faite, en retirant l'instrument au dehors du côté de la tubérosité de l'ischion, il pratiquoit une goutière, qui, non-seulement diminuoit les difficultés pour l'extrac-

tion

tion de la pierre, auxquelles Foubert opposoit l'usage d'un bistouri boutonné, mais prévenoit aussi l'infiltration de l'urine dans le bas fond de la plaie : inconvénient que Foubert avouoit, et qu'il cherchoit à prévenir par l'introduction d'une canule.

Thomas laissoit, comme Foubert, remplir la vessie d'urine, ou il y injectoit de l'eau tiède : il faisoit aussi comprimer le bas-ventre, par le moyen d'un coussinet. L'instrument dont il se servoit pour opérer, réunit, à un poinçon fait en forme de lame et enfermé dans une canule, un bistouri droit et peu large, long d'environ deux pouces et demi, caché dans une rainure pratiquée à la canule ; laquelle lame s'ouvre à différens degrés, moyennant une espèce de petite crémaillère : joint à cela, il y a un petit gorgeret, pour introduire les tenettes dans la vessie, après l'incision, et lorsqu'on a retiré le reste de l'instrument auquel ce gorgeret est adapté.

Pour opérer, il portoit son instrument à un travers de doigt au-dessous du pubis, latéralement à côté du raphé. Il jugeoit, comme Foubert, qu'il avoit pénétré dans la vessie, lorsque l'urine s'écouloit par la canule ; alors il tournoit le bistouri à gauche, un peu obliquement, vers la tubérosité de l'ischion : puis, le faisant sortir de sa rainure, il le fixoit au moyen de la crémaillère, au degré qu'il jugeoit con-

B

venable, vu le volume de la pierre : tirant ensuite l'instrument à soi, il ouvroit la vessie par cette section, en commençant au-dessus de son orifice, et en finissant à un travers de doigt au-dessus de l'uretère gauche ; et il coupoit, de dedans en dehors et de haut en bas, toutes les parties externes.

Il y auroit certainement de l'avantage à pouvoir tirer les calculs de la vessie, par une division faite au corps même de cet organe ; parce que la résistance seroit moins considérable de la part des parties molles et de l'angle le plus élargi des branches de l'os pubis, et que l'on pourroit, en conséquence, procurer une voie plus facile à l'extraction des grosses pierres. Mais il y a bien des inconvéniens dans les méthodes de l'appareil latéral, qui militent contre ses avantages : par exemple, il s'en faut de beaucoup que toutes les vessies soient assez spacieuses pour contenir suffisamment d'urine, pour que l'opération latérale se fasse avec sureté ; en outre, les vessies, naturellement petites ou peu dilatables, n'ont guères d'intervalle entre leur orifice et l'uretère. L'intention de nos deux praticiens étoit de pouvoir tirer facilement de gros calculs ; et malheureusement c'est dans cette circonstance que les vessies sont ordinairement racornies, à cause de la longue irritation qu'elles ont soufferte. Dans le cas d'une prostate grosse et squir-

reuse , sa présence n'empêchera-t-elle pas
l'instrument de parvenir au point désigné,
et ne trompera-t-elle pas l'opérateur? N'est-
il pas possible que dans les cris et les convulsions de la douleur, le diaphragme comprimant les intestins, ils ne viennent frapper
sur le fond de la poche urinaire , et ne
le fassent blesser par la pointe de l'instrument? L'affaissement de ce viscère , au
moment de la division, favorisera-t-il toujours une section uniforme ? Si, le calcul
étant volumineux, la déchirure de la vessie, lors de l'extraction , se fait du côté
de l'uretère , et que celui-ci y soit com-
pris, quel accident n'en peut-il pas résulter? Comme la ponction n'a d'autre guide
que l'incertitude de l'estimation , et que
les vessies diffèrent par leur figure et leur
situation, sera-t-on toujours sûr d'attaquer
cet organe dans l'endroit indiqué? erreur
qui deviendroit dangereuse, surtout dans
la méthode de Foubert. Enfin , dans le
cas d'une prostate tuméfiée, il seroit possible , et même cela s'est vu, qu'une petite
pierre fût nichée vers l'orifice, et qu'on
ne pût pas la charger. Ajoutons le danger
de l'inflammation de la poche urinaire et
du tissu cellulaire du bas fond de la plaie,
ainsi que de son infiltration. J'avancerai
cependant, en faveur de l'appareil latéral,
ce que j'ai déjà dit pour le haut; qu'il
pourroit être utile, s'il y avoit une impos-

sibilité absolue d'introduire le cathéter,
en admettant la précaution indispensable
de laissér accumuler l'urine dans la vessie,
si toutefois cela étoit possible.

Méthode de Celse, dirigée par le moyen du cathéter.

JE comprends, dans cette classe, les
manières d'opérer du frère Jacques, de
Raw, de Cheselden, de le Dran, de Lecat., de Pouteau, du frère Côme, de
Moreau, d'Hawkins, avec les corrections de
MM. Louis et Désault. Je pourrois parler
de quelques autres, mais je me borne à
celles-ci, comme ayant été et étant les
plus suivies.

J'ai dit, en traitant du grand appareil
latéralisé, qui n'est qu'un mélange de la
méthode de Marianus, avec quelque chose
de celle de Celse, que les premiéres lueurs
de cette correction se trouvent dans les
écrits d'Arrétée, etc.

Méthode du Frère Jacques.

EN 1697, il se présenta à Paris une espèce de moine lithotomiste, qui introduisoit, pour pratiquer la taille, un cathéter
solide et sans cannelure, plus long que
celui que l'on employoit pour l'appareil de
Marianus, avec la courbure duquel il fai-

soit bomber la vessie au périnée, vers le côté gauche; ensuite, appuyant son lithotome, plus long aussi que ceux qui étoient en usage, sur la partie de cette sonde qui regardoit l'ischion gauche, il ouvroit par une incision profonde, la portion tendineuse de l'uretére, le col de la vessie, son orifice, et quelquefois son corps; il insinuoit ensuite le doigt, pour reconnoître la position de la pierre, puis une espèce de dilatatoire, et enfin des tenettes pour charger le calcul.

La dissection que l'on fit de quelques cadavres, démontra que la coupe du frère Jacques n'étoit point uniforme. Tantôt il incisoit seulement la partie tendineuse de l'urètre et le col de la vessie; tantôt ceux-ci, l'orifice, et même le corps du viscère, qu'il intéressoit souvent en deux endroits: quelquefois il coupoit l'uretère gauche : il ouvroit fréquemment le rectum, ainsi que des vaisseaux assez considérables pour procurer des hémorragies alarmantes. Aussi ses succès furent médiocres d'abord, et tinrent au hasard seul. Ce ne fut qu'ensuite des critiques de Méry et de Saviard, et des conseils de plusieurs hommes célèbres, qu'il fit pratiquer une canelure à sa sonde, dont il augmenta aussi la courbure. Cette correction, qui dirigea sa coupe, et qui la rendit uniforme, lui procura beaucoup de succès; car il opéra trente-huit sujets à Versailles, sans en perdre un seul.

Pour démontrer que ce n'étoit que dans le commencement de la pratique du frère Jacques, qu'il ouvroit quelquefois par hasard le corps de la vessie (ce qui a fait mettre mal-à-propos sa méthode au rang des latérales), examinons la description que ce moine a faite de sa dernière manière d'opérer ; et nous verrons qu'il pratiquoit la méthode de Celse, dirigée par le moyen d'un cathéter, c'est-à-dire, qu'il alloit couper le col de la vessie entre les muscles érecteur et accélérateur. En effet, si l'on interprète bien le texte de Celse, on jugera que l'incision qu'il faisoit sur le calcul, étoit au col même du viscère. Voici comme il s'exprime :

» *Ergo ultrà calculum dextra semper*
» *manus ei se opponit : sinistra eum com-*
» *pellit deorsùm digitis, donec ad cervi-*
» *cem pervenitur.* »

» C'est pourquoi la main droite, placée
» au-delà de la pierre, s'oppose toujours
» à ce qu'elle rétrograde ; tandis que les
» deux doigts de la main gauche la pous-
» sent en bas, jusqu'à ce qu'elle soit ar-
» rivée au col de la vessie. »

On verra, par la description que je vais faire de la manière d'opérer de chacun des praticiens cités au commencement de cet article, que leur but est le même que celui du frère Jacques, c'est-à-dire, de diviser la prostate et le col de la vessie ; et que la différence qui existe entre la méthode de l'un ou de l'autre, ne consiste que dans l'espèce d'instrument particulier à chaque opérateur.

Méthode de Raw.

LE frère Jacques ayant quitté la France, passa en Hollande, où il trouva dans Raw un nouveau contradicteur, qui eut la mauvaise foi d'adopter sa méthode en la décriant. Il en imposa tellement, en faisant croire qu'il ouvroit seulement le corps de la vessie, sans toucher à son orifice ni à son col, qu'il retarda beaucoup en France les progrès de l'opération de la taille, par les essais infructueux ou même dangereux de quelques lithotomistes, très-habiles d'ailleurs. Le célèbre Albinus, qui l'avoit vu tailler nombre de fois, fut même trompé, de telle sorte, qu'il nous a laissé, après la mort de Raw, une description de sa manière d'opérer, qui l'a fait placer à tort au nombre des méthodes latérales ; car il est démontré qu'il est impossible, en se servant du cathéter, de pousser la section des parties jusqu'où Albinus prétend que Raw la prolongeoit. Par conséquent ce dernier tailloit comme le frère Jacques, c'est-à-dire, divisoit la prostate et le col de la vessie ; en un mot, opéroit selon la méthode de Celse, dirigée par le cathéter.

Méthode de Cheselden.

Après que ce célèbre chirurgien eut pratiqué malheureusement l'opération de Raw, telle qu'elle est donnée par Albinus ; malgré les tentatives qu'il fit pour la perfectionner, il imagina une méthode particulière, dont il s'est toujours servi depuis avec assez de succès. Voici la description qu'il en donne lui-même.

» Je fais d'abord une incision aux tégu-
» mens, aussi longue qu'il est possible ;
» il faut ajouter , et très-oblique, en com-
» mençant près de l'endroit où elle finit au
» grand appareil. Je continue de couper
» de haut en bas , entre les muscles érec-
» teur et accélérateur , et à côté de l'in-
» testin rectum ; je tâte ensuite pour trou-
» ver la sonde, et je coupe dessus le long
» de la glande prostate, continuant jusqu'à
» la vessie, en assujettissant le rectum en
» bas pendant tout le temps de l'opéra-
» tion, avec un ou deux doigts de la main
» gauche. «

Les instrumens dont il se servoit étoient un cathéter à peu près construit comme celui du grand appareil, un coutelet, un gorgeret plus large que ceux qui étoient en usage pour lors, et dont le manche se porte à gauche; et des tenettes, dont une des branches est terminée en anneau, et l'autre en crochet assez large.

On trouve un grand inconvénient dans cette méthode; c'est d'abandonner, pendant tout le temps de l'opération, le cathéter à un aide, qui, en même temps, soutient les bourses. Cet aide, posté en arrière, desirant voir le manuel de l'opérateur, et oubliant l'emploi dont il est chargé, s'appuie pour se porter en devant, et comprime les testicules; ce qui occasionne des douleurs vives, des échimoses et même des dépôts : il dérange en outre la position de la sonde. Alors le lithotomiste n'incise plus au juste les parties qu'il desiroit inciser; il peut ouvrir le rectum, comme Cheselden avoue l'avoir fait deux fois, par l'inattention de celui qui tenoit le cathéter; enfin, il peut couper quelques vaisseaux sanguins considérables : ajoutons que le bec de la sonde de Cheselden, étant long, cause des douleurs insupportables à l'opéré, et peut même léser des vessies ulcérées et racornies.

Méthode de le Dran.

Les lithotomistes françois, desirant enchérir sur Cheselden, crurent que la section du col de la vessie et de la prostate seroit plus sure et uniforme, si, après avoir ouvert l'urètre avec un lithotome, on se servoit d'un autre instrument pour diviser les parties susdites. La manière d'opérer de *le Dran* tient à ce principe.

Ce chirurgien plaçoit ses calculeux dans une situation inclinée, qui porte les intestins sur la vessie, rend la pierre difficile à saisir, et peut mettre le fond du viscère dans le cas d'être pris entre les mords des tenettes. Son intention étoit de relâcher les muscles du bas-ventre : mais certainement la position horisontale, avec un oreiller un peu épais sous la tête pour empêcher les muscles sterno-mastoïdiens d'être tendus, et les cuisses relevées, opèrent un bien plus grand relâchement que la situation inclinée, qui fait roidir tous les muscles, par l'appréhension que les sujets ont qu'on ne les laisse glisser et tomber; comme je l'ai observé chez tous les opérés par la méthode du grand appareil prétendu latéralisé. Le Dran faisoit soutenir le scrotum par un aide : j'en ai démontré l'inconvénient. Il commençoit trop haut son incision, puisqu'il entamoit l'urètre au-dessus du bulbe : or, il est reconnu que la plaie faite à ce canal ne facilite en rien l'extraction de la pierre, et que les tégumens tirés vers le haut par l'aide lithotomiste, descendant après l'opération, recouvrent la division de l'urètre et procurent

des échimoses, des infiltrations, des dépôts,
des fistules; car j'ai observé plusieurs fois
qu'à la suite de la taille au grand appareil,
prétendu latéralisé, qu'on pratiquoit ici,
c'étoit toujours la partie du canal urinaire
la plus voisine du scrotum qui se cica-
trisoit la dernière, et où les fistules avoient
leur siége. Notre opérateur employoit,
comme Cheselden, le cathéter du grand
appareil, dont j'ai cité les défauts. Après
la division de l'urètre, il introduisoit une
sonde à bec., si cependant il est toujours
possible, pour juger du volume de la pierre,
et glissoit ensuite sur cette sonde un lithotome étroit, pour fendre le col de la vessie et la prostate : lequel instrument, libre
et isolé, ne pouvoit qu'apporter des variations et de l'incertitude dans la manière
d'inciser. Enfin, il insinuoit son doigt dans
le gorgeret, pour dilater. On conçoit que
tous ces instrumens introduits et retirés,
et que ce doigt dilatateur porté sur le gorgeret, ne font qu'allonger l'opération, la
rendre plus douloureuse, et par conséquent
susceptible de mauvaises suites.

Quand il s'apercevoit que le calcul étoit
trop volumineux pour pouvoir passer à travers les incisions qu'il avoit pratiquées, il
insinuoit l'indicateur droit ; puis il glissoit
dessus une espèce de bistouri caché, qu'il
comprimoit avec le doigt introduit, pour
diviser au côté droit le col de la vessie

et la prostate parallèlement au côté gauche. Mais cette section, étoit-elle mathématiquement juste et bien sure ? en un mot, répondoit-elle toujours à l'intention de l'opérateur ? En outre, quels accidens pour les suites ne devoient-ils pas résulter de la coupe totale du col de la poche urinaire ?

Méthode de Lecat.

Il plaçoit ses sujets sur un plan incliné, et confioit le soin du cathéter à un aide, qui, en même temps, relevoit le scrotum : il faisoit ensuite une incision intérieure, semblable à celle de Cheselden ; puis il introduisoit, dans la cannelure de la sonde, la languette de son gorgeret cystitome, dont il fixoit la lame au degré qu'il jugeoit convenable, relativement à la stature du calculeux et à la grosseur qu'il pouvoit soupçonner à la pierre. Il poussoit cet instrument jusqu'à l'arrêt du bec du cathéter ; alors le col de la vessie et la prostate devant être divisés, il faisoit rentrer la petite lame dans l'épaisseur du gorgeret, pour porter les tenettes dessus.

Dans les disputes littéraires que Lecat a eues avec le frère Côme, celui-ci lui reprochoit les inconvéniens du plan incliné, et lui objectoit que la lame de son gorgeret cystitome faisant, même dans son plus grand écartement pour les adultes, un angle qui ne commence qu'à environ quatre lignes de l'extrémité de la languette de de ce gorgeret, et qui est fort aigu dans l'endroit par lequel cette lame pourroit débrider le col de la vessie et la prostate, il s'ensuit qu'elle ne peut couper que l'espace membraneux de l'urètre, et point, ou presque point, des parties mentionnées ; ce qui fait, ajoute-t-il, que cet instrument ne remédie que très-imparfaitement aux dilatations forcées du grand appareil.

La sonde assujettie et le scrotum soutenu par un aide, ont encore leurs inconvéniens, comme je l'ai dit ailleurs.

Je sais que des lithotomistes très-distingués taillent avec succès par la méthode de Lecat. Je ne l'ai vu pratiquer que par feu M. Duvivier, mon confrère, ancien chirurgien-aide-major des camps et armées. Une fois il eut beaucoup de mal de faire l'extraction d'une pierre, quoique d'une grosseur assez ordinaire : une autre fois la branche, qui tient à l'anneau dans lequel on introduit le doigt index, se rompit et se sépara d'avec la coulisse qui passe sous la vis ; inconvénient fort désagréable, qui dépend du mécanisme un peu compliqué de cet instrument.

Méthode de Pouteau.

L'INTENTION qu'avoit ce chirurgien de tenir le cathéter, au moyen d'un petit doigt passé dans l'anneau, peut n'avoir pas ses effets dans quelques adultes qui ont la verge considérable et le trajet de l'urètre long, avec le scrotum fort gros : car alors l'étendue des doigts de l'opérateur n'est pas suffisante ; ce qui peut l'engager, sans qu'il s'en aperçoive, à ramener en devant le manche de la sonde, et à changer la direction de l'incision. La situation, quoique légèrement inclinée, qu'il donnoit à ses calculeux pour les opérer, a encore quelque inconvénient. Comme il avoit sa main gauche employée, il étoit obligé, ou de mettre le lithotome dans la bouche, ou de le donner à tenir, pour porter l'index droit dans la section, afin de connoître la position du cathéter ou sa découverture. Il commençoit son incision trop haut, et ne la portoit pas assez loin vers le bas ; puisqu'elle prenoit de la base du bulbe de l'urètre jusqu'au col de la vessie exclusivement. Aussi étoit-il obligé de faire des dilatations, puisqu'il introduisoit doucement les tenettes, pour, en dilatant avec lenteur par leur moyen, favoriser le passage à la pierre. Toutes ces manœuvres combinées rendoient ses opérations fort longues, et il s'en glorifioit.

Quant à sa taille au niveau, c'est une complication qui ne peut qu'apporter des entraves et allonger l'opération ; il y a même beaucoup de gens de l'art qui doutent que cette invention puisse être de quelque utilité.

Méthode du Frère Côme.

On a fait plusieurs reproches au Frère Côme contre sa méthode. Cet opérateur faisoit soutenir les bourses par un aide : les accidens qui peuvent en résulter ont été indiqués. Il portoit son lithotome caché dans la vessie, pour juger du volume de la pierre, et pour déterminer le degré d'écartement à donner à la lame. Mais outre que ces recherches sont le plus souvent infidelles, c'est qu'il faut être bien persuadé que le degré d'étendue de l'incision ne peut être que proportionné à la stature du sujet. J'ai vu des enfans en bas âge avoir de grosses pierres. Or, si l'on donnoit à l'instrument du frère Côme le même degré d'écartement pour un jeune sujet que pour un adulte, chez lequel on croiroit rencontrer un calcul de pareil volume, il s'ensuivroit que dans le dernier cas l'indication opératoire auroit de bons effets, tandis que dans le premier il y auroit tout à redouter pour la lésion des parties que l'on ne doit pas intéresser ;

telle que l'orifice de la vessie, et même le corps de cet organe, les vésicules séminales, le tissu cellulaire qui unit la vessie au rectum, cet intestin lui-même, les muscles accélérateurs (ce qui procure un empêchement consécutif à l'expulsion de l'urine), enfin les branches de l'artère honteuse : en observant que les adultes même ne sont pas à l'abri de ce dernier accident ; car à la taille du mois de mai 1772, à l'hôpital de cette ville, il en périt un d'hémorragies (le seul que j'aie vu opérer par la méthode du frère Côme), le lendemain de l'opération, malgré tous les secours de l'art, et quoique son chirurgien prétendît être très-versé dans cette manière de pratiquer la lithotomie. Ajoutons que si la pierre est présumée grosse, et que la vessie soit racornie, comme il est ordinaire en pareilles circonstances, ou que cet organe soit simplement contracté, comme il arrive par les spasmes que produit l'opération, on ouvrira le viscère avec la pointe de l'instrument. Il faut encore observer, que le bassin n'ayant pas la même conformation chez tous les individus, la vessie peut être située plus ou moins profondément, un peu plus haut ou un peu plus bas : alors on ne peut pas être assuré qu'un instrument libre, isolé, sans conducteur, et qui est dans le cas d'être plus ou moins enfoncé ou incliné, soit dans

une

une position invariable pour faire la dernière et principale section; il peut par
conséquent arriver que l'on coupe moins
chez un calculeux, et plus chez un autre.
Enfin le lithotome du frère Côme incisant
de dedans en dehors, et faisant un angle
dont l'ouverture est dans l'intérieur de la
vessie, il est arrivé que le tranchant de la
lame rencontrant la pierre, s'est émoussé
et même ébréché dessus, et que la coupe,
pour terminer l'opération, s'est faite en
sciant et en déchirant.

Palluci et Pouteau reprochent encore au
frère Côme de commencer trop haut son
incision, et, par là, de donner lieu à la
difficulté d'extraire une grosse pierre par
l'angle rétréci des branches du pubis;
d'allonger l'opération par le temps qu'il faut
pour arranger l'instrument dans la vessie,
afin de préparer la section en le retirant
à soi. Ils ajoutent que, l'instrument retiré,
il n'y a plus rien dans la plaie qui indique
le chemin de la vessie, qu'il faut recher-
cher à tâtons; enfin que la portée du lithotome, caché depuis son bec jusqu'à son
manche, étant trop longue, il est possible,
comme on l'a vu arriver plusieurs fois,
que dans le moment critique où il faut
le faire pénétrer dans la vessie, à l'aide de
la cannelure de la sonde, l'opérateur n'aban-
donne cette cannelure, et ne fourvoie cet
instrument entre la vessie et le rectum.

C

Méthode de Moreau.

CETTE méthode a eu certainement des succès entre les mains de son inventeur, quoiqu'on puisse lui reprocher de peu diviser la prostate, parce que son lithotome est très-aigu; ajoutons que les différens coups de main qu'exige son manuel, ne peuvent être exécutés par tous les opérateurs indifféremment. J'y rencontre encore les inconvéniens de la longueur excessive du bec de son cathéter, et de la position inclinée du sujet, quoique moindre à la vérité que dans d'autres méthodes.

Méthode d'Hawkins, avec les corrections de MM. Louis et Desault.

DANS cette manière de pratiquer la lithotomie, on donne le cathéter à tenir à un aide, qui l'incline vers l'aine droite du malade, en formant un angle droit avec l'axe du corps. L'opérateur commence l'incision à un pouce au dessus de l'anus, à gauche du raphé, et la prolonge obliquement à la longueur d'environ trois pouces, entre l'anus et l'ischion, dans l'intervalle des muscles accélérateur et érecteur; ensuite il porte l'index gauche dans la plaie, pour reconnoître la rainure de la sonde endelà du bulbe; puis il met cette cannelure à découvert, en coupant la partie postérieure du muscle transverse, et la portion membraneuse du canal urinaire. Après cela, il insinue dans la rainure, toujours à la faveur de l'index, la languette du gorgeret tranchant par son côté droit, par conséquent à gauche de l'opéré; il reprend de la main gauche le cathéter que l'aide tenoit, et le plaçant parallèlement à la ligne blanche, en lui faisant conserver l'angle droit avec l'axe du corps, il pousse le gorgeret jusques dans la vessie. Cette coupe divise latéralement une petite portion du muscle transverse, l'espace membraneux de l'urètre et la majeure partie du col de la vessie, ainsi que de la prostate (*a*).

Cette méthode est 1.° simple et facile; 2.° elle est prompte; 3.° elle est moins douloureuse que quelques autres; 4.° enfin elle est sûre. Développons les preuves de ces quatre assertions.

1.° Elle est simple, puisqu'il faut peu d'instrumens pour la pratiquer; elle est facile, puisque dès que la rainure du cathéter est à découvert, il suffit d'y bien engager la languette du gorgeret, qui, étant tranchant par sa partie droite, achève l'opération en le poussant dans la vessie :

(*a*) Voyez la Thèse que M. Desault a soutenue sous la présidence de M. Louis, le 31 Août 1776.

le gorgeret introduit, on fait entrer les tenettes avec facilité, et l'on fait de même l'extraction de la pierre. 2.° Elle est prompte, parce qu'il n'y a pas beaucoup d'instrumens à prendre et à donner à tenir, et que le gorgeret étant parvenu à sa destination, il n'est pas nécessaire d'introduire le doigt dessus pour opérer une première dilatation ; d'autant mieux qu'en raison du calibre du gorgeret qui est tranchant, l'incision étant proportionnée à la stature du sujet, elle est presque toujours suffisante pour extraire facilement et promptement de grosses pierres, comme je l'ai observé moi-même chez des calculeux de différens âges.

Deuxième Observation.

Je taillai en 1783, à l'hôpital de cette ville, un enfant de cinq ans, auquel je tirai une pierre de la grosseur d'un petit œuf de poule. Je me servis du petit gorgeret d'Hawkins ; l'opération ne fut point laborieuse, et le sujet guérit sans aucune incommodité subséquente.

Le volume de ce calcul étoit certainement considérable pour la stature de cet enfant, et pour sortir par la division faite par le plus petit des gorgerets d'Hawkins. Je pourrois citer beaucoup d'autres faits confirmatifs ; mais je me borne à celui-ci.

Cependant il y a des cas dans lesquels il est important, pour éviter les divulsions et arrachemens, de prolonger un peu l'incision opérée par le gorgeret ; ce qui s'exécute très-bien à l'aide d'un bistouri boutonné, de l'invention de M. Louis. Sa lame, longue de trois pouces et demi, large de deux lignes vers le bouton, est légèrement concave sur son tranchant ; ce qui facilite la section, en portant l'extrémité boutonnée au-delà de l'obstacle, pour le couper en tirant à soi.

Troisième Observation.

Je taillai en 1781, à l'hôpital de cette ville, un garçon âgé de 20 ans. J'employai le moyen gorgeret d'Hawkins, à cause de la stature frêle et médiocre du sujet. Je chargeai fort bien la pierre ; mais, quoique d'une grosseur moyenne, comme on pouvoit en juger par l'écartement des tenettes, je ne pus parvenir à l'extraire, et j'aurois plutôt entraîné la vessie que d'en venir à bout. Je fus donc obligé d'allonger la section, de dedans en dehors, par le moyen d'un bistouri courbe ordinaire, n'ayant pas encore le bistouri boutonné de M. Louis ; et je parvins à extraire ce calcul, qui étoit traversé par un morceau de gros brin de balai, long de deux pouces, que ce jeune homme s'étoit introduit quelques mois auparavant, et dont il ne m'avoit pas donné connoissance.

3.º La méthode d'Hawkins est moins douloureuse que quelques autres, puisqu'on coupe avec une lame bien tranchante, dans celle-ci, ce qu'il faut dilater et déchirer dans celles-là, soit avec le doigt ou avec des dilatatoires, soit dans l'extraction de la pierre. En un mot, elle est moins douloureuse, puisque, se faisant plus promptement, l'intensité des douleurs est moins prolongée. 4.º Enfin elle est sûre. On y rencontre l'avantage du plan horisontal ; on ne fait pas relever les bourses par un aide ; celui-ci ne tient le cathéter que dans l'instant de la première section, et l'opérateur en est maître lors de l'incision principale qui constitue l'opération. La méthode d'Hawkins convient à toutes les vessies ; les incisions sont proportionnées à la stature du sujet ; le rectum est à l'abri d'être lésé ; on n'ouvre point de vaisseaux importans : du moins chez tous les sujets que j'ai opérés ou vu opérer, nous n'avons pas rencontré une seule hémorragie embarrassante. Quant aux suites du traitement, point ou très-peu de fistules, ni d'incontinence d'urine ; point d'impuissance : enfin les sujets guérissent assez promptement. La méthode d'Hawkins, au moyen des corrections que MM. Louis et

Desault ont faites à son gorgeret, se rapproche beaucoup de celle de Celse; puisque cet instrument opère sur le col de la vessie et sur la prostate, l'espèce de division en croissant qu'indique le lithotomiste romain; et certainement les grands avantages de cette méthode tiennent pour beaucoup à ce principe.

Je ne parlerai pas des calculeux que j'ai opérés avec succès, par cette méthode, à la gendarmerie, chez moi, en ville et à la campagne : je me contenterai de dire (*a*), d'après les registres de notre hôpital, que j'y ai taillé, par la méthode corrigée d'Hawkins, soixante sujets du sèxe masculin, et quatre du féminin, dont je n'ai perdu que deux, l'un au douzième jour d'une fièvre putride, et l'autre au trente-cinquième, mais des suites de l'opération, qui fut très-laborieuse, ainsi que la reprise au bout de neuf jours; d'autant mieux que ce calculeux avoit une pierre friable, très-volumineuse, dont j'ai extrait d'abord ce que contiendroit le creux de la main, et beaucoup davantage à la reprise. La fièvre est survenue, et il s'est formé divers dépôts dans l'hypogastre, qui ont fait tomber le malade dans le marasme.

Dans le nombre des soixante - quatre sujets, il y en a eu trois de trois ans; six de

______

(*a*) Au mois d'Avril 1790.

quatre; six de cinq; cinq de six; deux de sept; cinq de huit; cinq de neuf; deux de dix; quatre de onze; sept de douze; un de treize; un de quatorze; un de quinze; deux de seize; deux de dix-sept; deux de dix-huit; trois de dix-neuf; un de vingt; un de vingt-quatre; un de vingt-six; deux de vingt-huit; un de trente-neuf, et un de cinquante-sept.

Sept, ayant une petite pierre; trente, une moyenne; dix-huit, une grosse; un, une fort grosse; un, une plus grosse encore; un, une grosse et une petite; un, deux petites; un, trois petites; un, cinq petites; trois, deux moyennes.

J'ai opéré tous ces calculeux à l'hôpital S. Jacques de Lunéville, où il y a une fondation que l'humanité doit à la bienfaisance des ducs de Lorraine, et sur-tout à celle du feu roi de Pologne, Stanislas premier, en faveur des pauvres de la Lorraine et du Barrois, attaqués de la pierre; provinces dans lesquelles cette cruelle maladie est endémique. Mais nous sommes redevables de l'établissement de la méthode corrigée de Hawkins, dans cet hôpital, à M. Louis, qui, ayant assisté à nos anciennes opérations, en a desiré la réforme, avec le zèle qu'on lui connoît pour les progrès de la chirurgie; et j'ai eu le bonheur de seconder ses intentions, malgré les obstacles que j'ai rencontrés de la part de mon prédécesseur, qui a empêché, autant qu'il a pu, nos collaborateurs d'adopter cette manière d'opérer, et qui s'est obstiné, jusqu'à la mort, à tailler par la méthode désastreuse du grand appareil prétendu latéralisé selon lui.

De la lithotomie des Femmes.

On n'a pas fait autant de recherches et d'expérience sur la taille des femmes que sur celle des hommes : d'abord parce qu'elles sont moins sujettes à la pierre, n'y ayant qu'une personne du sexe calculeuse pour vingt du nôtre, comme je l'ai vérifié sur près de quinze cents sujets, d'après les registres de notre fondation ; en second lieu, parce que la voie pour parvenir dans la vessie, chez elles, n'étant pas longue et tortueuse comme chez nous, l'opération présente moins de difficultés.

Celse dit, que l'instrument tranchant est inutile quand le calcul est peu volumineux, parce que, ou l'urine le chasse, ou l'on peut en faire l'extraction au moyen d'un crochet, lorsque ce corps étranger s'est engagé dans l'espace le plus étroit de l'urètre. Mais, dans le cas de pierres considérables, il recommande de porter les doigts dans l'anus des filles et dans le vagin des femmes ; de pousser la pierre en avant dans le col de la vessie ; de faire l'incision aux filles au bas de la grande lèvre gauche, et aux femmes entre le canal de l'urètre et le pubis, de sorte que dans l'une et l'autre circonstance, la plaie soit oblique.

On a abandonné la méthode de Celse, pour lui substituer celle pratiquée au moyen des dilatations. On introduisoit d'abord le conducteur mâle, puis le femelle, avec lesquels on commençoit les dilatations, et les tenettes achevoient. D'autres portoient dans la vessie une sonde cannelée sur la rainure de laquelle ils insinuoient un dilatatoire ; ceux-là se contentoient d'introduire cette sonde, et de faire pénétrer sur sa rainure un gorgeret qui préparoit les dilatations, que le doigt porté dessus et les tenettes continuoient. Mais on a observé que toutes ces dilatations étoient insuffisantes pour l'extraction des grosses pierres, et qu'il en résultoit des divulsions suivies d'accidens, et surtout d'incontinence d'urine.

Dionis incisoit légèrement l'urètre à droite et à gauche, avec un bistouri étroit.

Le Dran pratiquoit sur les femmes une manière de tailler, analogue à celle de Cheselden pour les hommes, en introduisant une sonde cannelée dont il dirigeoit la rainure vers l'intervalle qui est entre l'anus et la tubérosité de l'ischion gauche ; puis il glissoit dessus un bistouri pour aller couper le col de la vessie.

M. Louis, célèbre chirurgien de Paris, ayant conçu la nécessité de débrider l'urètre parallèlement, a inventé un instrument fort ingénieux, dont la lame tranchante des deux côtés s'insinue entre deux pièces jumelles, qui forment une espèce de chappe ou caisse (a).

Flurant, chirurgien très - distingué à Lyon, ayant intention aussi de faire une section double et parallèle au canal de l'urètre, a donné un instrument qui pourroit être regardé comme un double lithotome caché du frère Côme, et dont il a pris l'idée dans Tagault. Mais, je ne crois pas que ni moi ni plusieurs autres, tant maîtres qu'élèves, l'employions jamais, d'après la triste, fatale et presqu'incroyable opération à laquelle nous avons assisté au mois de mai 1785. Le lithotomiste ouvrit non-seulement le fond de la vessie, mais aussi le plancher du péritoine ; de sorte qu'il sortit par le vagin plus d'un pied de l'intestin iléon, et la malheureuse femme mourut le lendemain.

M. Lombard, très-instruit et très-habile chirurgien-major de l'hôpital militaire de Strasbourg, a aussi inventé un instrument à lame double, mais qui n'a pas les inconvéniens de celui de Flurant, parce qu'elles

(a) Voyez l'Encyclopédie, au mot *Lithotome.*

sont défendues et soutenues par deux régu-
lateurs (*a*).

Ayant dessein de ne pas augmenter mon
arsenal, et de simplifier dans toutes les circonstances, autant qu'il est possible, mes méthodes d'opérer, j'ai présumé que le plus petit
des trois gorgerets d'Hawkins conviendroit
pour la lithotomie des femmes, et en conséquence, je l'ai mis en usage : mais j'ai
rencontré quelques difficultés pour franchir
l'espèce de bourrelet musculeux du sphincter, quoique dans un jeune sujet; et l'un
de mes confrères, étant allé tailler une
adulte à douze lieues d'ici, et ayant encore
éprouvé de plus grandes difficultés à vaincre
cet obstacle, l'idée m'est venue de faire
rendre tranchant aussi le côté gauche du
gorgeret, mais seulement dans l'étendue
d'environ deux lignes, afin de faciliter son
introduction; et j'en ai reconnu les avantages sur les autres sujets.

De la Taille en deux temps.

CELSE, et après lui Albucasis, ont parlé
de la taille en deux temps. Franco en a
fait un précepte exprès. Covillard, Collot et
Tolet l'ont indiquée, et ensuite la Faye,
le Dran, Heister et Palluci. Mais les mo-

(*a*) Voyez la fin de la Dissertation sur l'extraction des
corps étrangers des plaies, par M. Thomassin ; à Strasbourg,
chez J. G. Treuttel, Libraire, 1788.

dernes qui l'ont recommandée plus particulièrement, sont Maret, habile chirurgien de Dijon, et MM. Louis et Maret, chirurgiens de Paris.

Je ne donnerai pas comme un précepte général de faire les incisions voulues par la lithotomie, et de différer ensuite à quelques jours l'extraction de la pierre, parce que les calculeux desirent si ardemment d'être débarrassés de cet hôte incommode, qu'il seroit difficile de les persuader. Ajoutons qu'ils se font un tel phantôme des recherches ultérieures, qu'ils les regardent mal-à-propos comme une opération aussi douloureuse, et peut-être plus, que la première. J'ai eu occasion plusieurs fois d'observer les affections morales que procuroit ce retardement. Il y a cependant des circonstances où il est nécessaire : par exemple, les contractions violentes de la vessie ; les tentatives laborieuses pour charger la pierre; le volume considérable de celle-ci, lorsqu'elle est brisée en divers fragmens ; l'existence de plusieurs calculs; le racornissement ou la mauvaise conformation de la vessie ; les pierres enkystées ; l'accident d'une hémorragie ; les convulsions qui peuvent survenir à l'opéré ; son épuisement; les prostates engorgées et skirreuses ; les cicatrices ou les fistules du périnée, etc.

Je pourrois rapporter plusieurs faits confirmatifs de l'avantage de la taille en deux temps, mais, pour terminer, je me bornerai à celui-ci.

Quatrième Observation.

Je taillai en 1786, à l'hôpital de cette ville, un garçon âgé de 19 ans, qui avoit une pierre très-volumineuse, mais qui heureusement étoit friable. Je tirai, en cinq ou six introductions des tenettes, un volume de fragmens, approchant d'un gros œuf de poule. Comme je sentois qu'il y en avoit encore beaucoup dans la vessie, je craignis de le fatiguer et de l'irriter en prolongeant l'opération; en conséquence, je le fis délier et reporter dans son lit. Je le repris au septième jour, et lui fis l'extraction d'une plus grande quantité de fragmens qu'au premier jour, sans beaucoup de peine de son côté ni du mien; et il fut guéri au bout de vingt-cinq jours.

FIN.